AF357807

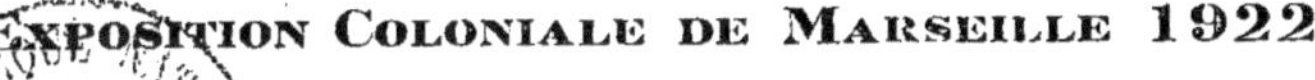

EXPOSITION COLONIALE DE MARSEILLE 1922

SERVICE DE LA SANTÉ
ET DE L'HYGIÈNE PUBLIQUES AU MAROC

10

LE MARISTAN DE SALÉ

J'ai visité ce qui, dit-on, fut jadis le maristan de Salé. De notables Marocains, entre autres Si Ahmed ben Ali Slaoui, historiographe de S. M. Chérifienne et fils de l'auteur de l'*Istiqça*, ont bien voulu m'en conter l'histoire. J'ai tâché d'ordonner les détails touffus recueillis au cours de nos causeries, les uns depuis longtemps connus, les autres qui m'ont semblé inédits. J'ai bien senti, de ci, de là, emphase et boursouflure, mais il ne déplaît pas à mon imagination d'évoquer le passé avec une toute gratuite munificence. Et surtout ce passé d'Islam qui illuminait de ses fabuleuses pierreries les contes chers à notre enfance.

J'encours le blâme des historiens à n'avoir pas semé mon texte de prudentes réserves et de précises références. Si l'un me lit, par hasard, je demande son indulgence. Je n'ai d'ailleurs pas l'outrecuidance d'avoir écrit pour eux. Cette histoire, dans son imprécision, m'a intéressé : je la raconte.

Au delà de l'ombre dense d'une voûte étroite, que l'on franchit en dix pas, le soleil éclaire crûment un patio que des galets arrondis pavent irrégulièrement. Quatre hautes façades enclosent ce puits d'air et de lumière, au centre duquel un dallage différent marque l'emplacement de la fontaine aux ablutions dont les vieillards de la ville se souviennent encore avoir vu la gracieuse vasque de marbre, immémorialement verdie d'algues. Au rez-de-chaussée, s'ouvrent sous le porche, de part et d'autre, deux longues salles à peine éclairées de lucarnes. Dans le patio, le visiteur trouve, à sa gauche, une vaste salle qui s'ouvre large-

ment par une baie en arceau de six à huit mètres. A droite,
derrière l'angle de deux murs, un escalier monte au premier étage ; en avant de cet escalier, une pièce à colonnes
qui soutiennent l'étage, forme une sorte de hangard béant
sur la cour ; puis, sur cette même façade et sur celle qui
regarde l'entrée, les portes en bois, mal entretenues, de
quelques petites chambres. Une galerie à balustrade de
bois fait le tour du premier étage ; tous les trois mètres
environ, cette balustrade vient prendre appui sur de hautes colonnes de pierre dont le fût est cylindrique dans sa
moitié inférieure, équarri dans le haut ; leurs chapiteaux
sont de grosses poutres de cèdre largement débordantes
latéralement et que le temps a noircies. Une ligne de briques vertes marque, au-dessous du faîtage du mur, le niveau de la terrasse.

Cette bâtisse, grande sans cependant rien d'imposant,
renferme vingt-huit petites chambres, dont le cubage
moyen est de dix-huit mètres.

Actuellement, certaines de ces chambres sont encombrées de marchandises ; d'autres abritent pour quelques
heures des Zaër, des Sehoul, des Haoussine, des Ammeur,
venus à la ville pour vendre les produits de leur sol. Les
pièces du rez-de-chaussée servent d'écurie pour les ânes
et les mulets. Des chameaux sont accroupis dans la cour
parmi les gros ballots de laine brute ; les robustes senteurs
du suint et du crottin emplissent l'atmosphère, et les mouches s'ébattent innombrables.

Lamentable destinée d'un asile de science et de charité, du maristan de Salé, qui fut une école renommée de
médecine et qui est aujourd'hui le fondouk Askour.

Ce maristan — notre mot hôpital a à peu près la
même signification — avait été fondé vers l'an 1400, par
le sultan mérinide Abou el Hassan. Ce prince avait décidé
de donner asile à la souffrance et de la soulager, dans les
villes les plus importantes de son immense empire, qui
s'étendait du golfe de Tunis au Sous. Sa prédilection se
porta sur les villes où d'abord s'établit et se fortifia sa
dynastie. Et c'est par Fès, Taza, Meknès, Salé et Marrakech que commencèrent ses réalisations hospitalières.

C'est seulement sous son fils Abou Inan qu'elles furent achevées. Parmi les divers maristans, les sept qui furent édifiés à Fès et celui de Salé devinrent bientôt les plus célèbres.

Bâtis avec la grâce ingénieuse de l'architecture andalouse, dont les princes mérinides s'attachèrent à marquer les monuments de leurs provinces marocaines, ils ne durent cependant pas égaler en magnificence le maristan dont l'Almohade Abou Youssof, prince victorieux, charitable, lettré et d'une fermeté tant soit peu cruelle, avait doté Marrakech, deux siècles environ auparavant. Tenons pour véridique la description que nous en donne Abd el Ouahid el Marrakchi, historiographe des émirs almohades en 1224 :

« Il fit construire un hôpital qui, je crois, n'a pas son
« pareil au monde. Il commença par choisir un vaste em-
« placement dans la partie la plus plane de la ville et
« donna l'ordre aux architectes de le construire aussi bien
« que possible, de sorte que ceux-ci y déployèrent un luxe
« de sculpture et d'ornementation plus grand qu'on ne
« leur avait demandé. Il fit planter toutes sortes d'arbres
« d'agrément et d'arbres fruitiers. L'eau y fut amenée en
« abondance et autour de toutes les chambres, en outre
« de quatre grands bassins situés au centre de l'établisse-
« ment et dont l'un est en marbre blanc. Il garnit l'édifice
« de tapis précieux de laine, de coton, de soie, de cuir, si
« bien que cela dépasse tout ce qu'on en saurait dire. Une
« rente quotidienne de trente dinars fut assignée pour la
« nourriture proprement dite, indépendamment des remè-
« des qu'il y plaça et des drogues qu'il y fit déposer pour
« préparer les potions, les onguents, les collyres. Des pro-
« visions de vêtements de jour et de nuit, d'été et d'hiver
« y furent installés pour l'usage des malades. Après sa
« guérison, le pauvre recevait, en sortant, une somme
« d'argent pour vivre jusqu'au moment où il pourrait
« se suffire ; au riche on remettait son argent, son
« bien, ses effets. En effet, le fondateur n'en restrei-
« gnit pas l'usage aux pauvres à l'exception des riches :
« au contraire, tout étranger tombé malade à Marra-
« kech y était porté et soigné jusqu'à son rétablissement
« ou à sa mort. Tous les vendredis, le prince, après la

« prière, s'y rendait à cheval pour visiter les malades et
« prendre des nouvelles de chacun, leur demandant com-
« ment ils allaient, comment ils étaient soignés. Il garda
« cette habitude jusqu'au jour de sa mort. »

Des œuvres d'assistance aussi somptueusement con-
çues entraînaient, tant pour leur fondation que pour leur
entretien, de lourdes charges pécuniaires. Aussi Abou Inan
décida-t-il de faire habous une part très importante des
richesses de son empire.

Les habous sont des biens de main-morte religieux
d'une modalité spéciale à l'Islam et aussi anciens que lui.

On raconte, en effet, qu'un certain Omar ben el Khat-
tab demanda à Mahomet quel usage il devait faire de ses
propriétés pour plaire à Dieu : « Le but que tu cherches
« sera atteint, lui dit le Prophète, si tu les constitues ha-
« bous en spécifiant qu'elles ne pourront être ni vendues,
« ni données, ni comprises dans un héritage, les revenus
« de ces biens étant distribués aux pauvres ».

En ces temps bénis, la pieuse charité privée luttait
d'émulation avec le zèle bienfaisant des princes et l'en-
semble des habous constituait un fonds d'assistance des
plus considérables. Aussi l'effort pour soulager la peine
et la souffrance revêtait-il les formes les plus ingénieuse-
ment délicates.

Fès possédait, en le lieu dit Ras Cherratine, une bou-
tique de poterie, habous destiné à remplacer gratuitement
les vases, cruches ou plats, que les enfants auraient brisés
en allant à la fontaine ou au marché. On évitait ainsi aux
petits les rudes corrections, les larmes.

A Fès encore, une riche demeure habous encadrait
d'un luxe gratuit et délivrait de tout souci matériel les
jeunes ménages pauvres pendant les premiers temps de
leur union.

Il existait, toujours à Fès, un habous pour recueillir
et soigner les oiseaux blessés et sans nid, particulièrement
les cigognes.

Un autre, devançant les vœux de nos plus modernes
hygiénistes, attirait les rats au moyen de succulents appâts,
les recueillait en abondance... et les brûlait.

A Salé subsiste encore de nos jours un habous dont la création remonte aux Mérinides : c'est une grosse lampe que l'on allume au coucher du soleil dans la grande mosquée, à proximité de l'une des portes, afin que le musulman, trop pauvre pour entretenir du feu chez lui ou privé de tout autre moyen de s'en procurer, vienne à cette source chercher le feu ou la lumière.

Puis vinrent les sombres jours de la guerre avec les chrétiens, guerre de défense contre le roi de Castille Ferdinand. Elle entraîna d'énormes dépenses et l'émir mérinide Mohammed Saïd dut se résoudre à réunir un conseil de savants et pieux juristes pour leur faire décider que, momentanément, les richesses habous serviraient à soutenir la lutte sainte.

Ce fut la défaite. Ensuite une longue période de désordre, le morcellement du Maroc en plusieurs empires mérinides, les biens habous dilapidés en gages aux partisans des divers princes. Malgré les largesses de la piété privée, les habous destinés à l'assistance ne recouvrèrent jamais leur faste financier d'antan. Seuls, à travers la tourmente, le maristan de Sidi Ferradj à Fès, celui de la Hara à Marrakech et celui de Salé avaient survécu dans une relative intégrité.

La sollicitude de l'émir Abou Inan ne se borna pas à l'édification des locaux hospitaliers et à leur aménagement. Il dota ses maristan des lumières médicales de l'époque, n'hésitant pas à appeler, pour leur faire au Maroc une brillante situation matérielle, les plus doctes médecins de l'Orient, notamment de l'Irak et de l'Egypte.

Le nom nous reste d'un médecin en qui, dès le début, l'émir plaça une confiance particulière : c'est Aomar Ibn Ghiats, né à Salé. Il avait étudié à la célèbre université de Ceuta et fut chargé par Abou Inan de répartir les diverses catégories de maladies dans les sept maristans de Fès et d'y enseigner la médecine.

Le plus connu des maîtres qui enseignèrent la médecine à Salé est l'Imam Si Mohammed ibn Mejrad es Slaoui, originaire de Ceuta ; il revint y mourir en 1412 : Trois ans plus tard la ville tombait aux mains des Portugais.

L'Andalousie musulmane possédait les brillantes universités de Cordoue et de Malaga ; mais, particulièrement pour la médecine, les écoles de Fès, de Salé, de Ceuta surtout, leur disputèrent la renommée et formèrent une élite nombreuse de praticiens recrutés au Maroc.

La science médicale, enseignée dans ces écoles et appliquée dans les maristans, était un curieux mélange des traditions magiques de l'Orient, d'un empirisme tâtonnant, de dogmes péripatéticiens et alexandrins.

Les auteurs grecs avaient été traduits en arabe au moment de la conquête de l'Egypte par Omar. Aristote, Ptolémée, Pline, Dioscoride, faisaient autorité : Hippocrate était assez négligé.

Cette science était codifiée, pour le monde musulman, par des auteurs arabes, dont un certain nombre originaires de l'Occident. Les jeunes médecins étudiaient ces œuvres sans grand esprit critique. Le moyen âge chrétien, qui ne connut la science grecque que par les auteurs arabes, avait, par l'usage, latinisé leurs noms. Le Cordoban Abou el Kacem, mort en 1122, devint ainsi Abulcassis. Doit-on attribuer à sa précoce propagande la faveur dont les pointes de feu jouissent encore dans la thérapeutique indigène au Maroc ? Le Sévillan Ibn Zouhour Avenzoar eut pour disciple à Cordoue et au Maroc le très célèbre Averrhoës Ibn Rouchd, qui vint à Fès, professa à la cour de l'émir Abdallah, mourut à Rabat en 1217 (1), et dont le corps fut rapporté en Espagne. Toute la médecine vainement disputeuse du moyen âge a puisé la matière et les arguments de ses creuses classifications dans l'œuvre d'Averrhoës. Mais aussi, quelles croupières sut lui tailler pour ses « subtilités outrées « l'indignation du clair génie de Pétrarque ! Enfin Ibn el Beithar, originaire de Malaga, savant de la cour Almoravide, régnait sur la matière médicale avec un traité qui contenait la reproduction en couleur des diverses herbes qui servent au traitement des maladies. Il mourut en 1248.

Tous ces auteurs occidentaux procédaient plus ou moins du grand précurseur Avicenne Ibn Sinâ, lumière scientifique de l'Irak, qui mourut à Bagdad en 1036.

---

(1) Je n'affirme point cette date. Elle me fut dite. L'accord actuel des savants se fait sur 1198.

Dès l'émiettement de l'empire mérinide, les études médicales au Maroc entrèrent en agonie : la réaction fanatiquement religieuse des sultans saâdiens porta rapidement le dernier coup à une science qui vit surtout de sens critique. La médecine magique, le maraboutisme guérisseur et leur cortège d'amulettes, de philtres, d'incantations de toutes sortes reprirent vite une faveur dont le populaire ne s'était jamais complètement départi. Ils remplacèrent jusqu'à nos jours l'étude des vieux maîtres et l'expérimentation scientifique.

La tradition des maîtres s'est seulement conservée dans certaines familles dispersées, héritières, au hasard, de traités de médecine plus ou moins complets, passés de père en fils à travers les siècles. Leur lecture est devenue à peu près inintelligible pour les derniers possesseurs. En effet, mille produits de matière médicale à quoi s'appliquaient des dénominations techniques ont complètement disparu de l'usage.

Leurs noms n'ont plus aucun sens pour le lecteur, isolé dans ses lointains domaines ruraux et, la plupart du temps, dépourvu de culture générale.

Tout récemment, le sultan Moulay Hassan (1873-1894) a bien fait établir un commentaire des vieux traités de médecine marocains, avec gloses et explications des mots et des formules dont le sens paraissait, jusque-là, avoir été perdu. Mais le nombre des exemplaires en est très restreint et dès cette époque, d'ailleurs, le Gouvernement marocain avait exclusivement recours, dans le domaine médical, à la science d'Europe.

Sous les émirs mérinides et même sous les sultans saâdiens, les savants avaient découvert et fait cultiver sur la terre marocaine une foule d'herbes dont la valeur thérapeutique était renommée. Il est fait mention de l'origon, du cyclamen, de la scamonée et du persil.

La pharmacopée se complétait d'ambre, de musc, de bois de santal, de gommes et de résines orientales dont le parfum et les émanations avaient des vertus bienfaisantes et que les caravelles portugaises transitaient de l'Asie au Maroc.

Les écoles marocaines de médecine envoyaient à Cordoue et à Rome des missions de savants qui emportaient aux universités de ces villes les produits nouveaux de la pharmacopée marocaine contenus dans des vases de poterie précieuse. Ces missions rapportaient d'Europe, en échange, des préparations inconnues.

L'Irak imposait à l'usage thérapeutique, depuis de longues années, l'alcool et les préparations mercurielles, sous-produits d'actives recherches alchimiques.

La chirurgie était peu pratiquée dans les maristan. Les connaissances anatomiques étaient en effet rudimentaires de par les prohibitions des Hadits, commentaires du Coran qui ont force de loi, lesquels promulguent que la personne morte est sacrée et, par le fait, interdisent toute dissection.

Galien et sa superficielle topographie du corps humain étaient la source incontestée. Cependant, l'examen d'ossements trouvés dans les cimetières avait permis à certains savants de Bagdad, notamment à Abdellatif (1161-1231), de s'inscrire en faux contre certaines assertions galéniques.

A la fin du XIIe siècle, Averrhoës se plaignait que les interventions chirurgicales fussent trop rares. Il incite ses disciples et successeurs à en pratiquer plus couramment : « Par ce moyen, dit-il, on arrivera à mieux connaître Dieu « par l'organisation merveilleuse de l'homme »,

Ni, au XIVe siècle, Ibn Ahmed el Marrackchi, ni, au XVe, Ali ben Abou el Hazan el Karechi ben Nasis, auteurs touffus de classification philosophique et de matière médicale, n'apportèrent de contribution notable aux progrès de l'anatomie et de la chirurgie.

Il faut venir jusqu'à 1682, époque où le sultan Alaouïte Moulay Ismaïl envoyait des ambassadeurs à Louis XIV, pour trouver un savant marocain, Si Lhacen el Soussi, qui écrit de la chirurgie... et d'une façon encore bien primitive.

La gynécologie ni l'obstétrique n'étaient pratiquées dans le maristan. Une pudeur traditionnelle et religieuse réservait aux seules matrones les examens spéciaux et la pratique des accouchements.

Une pieuse tradition de charité privée rendait inutile l'organisation officielle de l'assistance aux mères et aux tout-petits. Cette assistance, qui ne rentre pas dans le cadre de cette étude, a fait l'objet d'une très intéressante communication de Madame la maréchale Lyautey au récent congrès de Bruxelles.

Les épidémies étaient considérées comme un fléau expiatoire, comme une marque du courroux divin, aussi la prophylaxie sociale n'était pas médicalement organisée. Et, somme toute, les gestes imposés par la peur à la collectivité différaient-ils tellement des rigoureuses ordonnances de police dont la grippe, dite espagnole, suscita tout récemment l'application ; les prières en commun dans les mosquées étaient interdites, les habitants se terraient dans leurs demeures, les visites de famille à famille étaient suspendues, les marchés populeux prohibés par l'autorité.

C'est au cours de terribles pandémies que les médecins arabes appliquèrent leur perspicacité à l'étude des signes extérieurs du tableau clinique des maladies. Ils excellèrent dans une séméiologie minutieuse, et c'est la partie de leur œuvre qui mérite surtout de demeurer. Pouvaient-ils d'ailleurs briller en d'autres branches de la médecine, puisque les rigoureuses prohibitions de leur foi leur interdisaient et la critique et l'expérimentation.

Aron, médecin d'Arabie et contemporain de Paul d'Egine, note dans ses pandectes, au viie siècle le tableau clinique d'une épidémie massive avec fièvre et peau tachetée qui est nettement notre typhus exanthématique.

Une croyance marocaine fortement enracinée, mais à qui il est difficile de trouver des références vraisemblables, affirme que, dès le xe siècle, le savant Abou Bekr Errazzi transformé en Rhasès par le moyen âge occidental — découvrit à Bagdad et fit appliquer à travers le monde musulman la vaccination antivariolique. Non point la variolisation d'homme à homme, mais la vaccination au moyen d'un virus atténué par passage sur les bovidés.

Lacondamine, contemporain de Jenner, parle seule
ment de l'usage de la variolisation lorsqu'il écrit :

« Nous le trouvons depuis si longtemps établi sur la
« côte et dans l'intérieur de l'Afrique, à Alger, à Tunis, à
« Tripoli, qu'on ignore son origine, qui, vraisemblable-
« ment, remonte au temps des Arabes ».

Et plus loin :

« Il n'est pas moins ancien sur les côtes d'Afrique, en
« Barbarie, au Sénégal et même dans l'intérieur du conti-
« nent : soit que cette pratique y ait été portée par les
« Arabes dans le temps de leurs conquêtes, soit qu'elle ait
« été, depuis, introduite en Egypte par les Mamelus. .
« Tous ces faits historiques donnent un nouveau poids à
« l'ingénieuse conjecture de M. Maty, qui, se rappelant
« que Bockarah, près de Samarcand, à l'orient de la mer
« Caspienne, était la patrie d'Avicenne au xe siècle, soup-
« çonne que les médecins arabes, qui, les premiers, ont
« observé ce mal venant d'Ethiopie, pourraient bien être
« les inventeurs de ce préservatif ; qu'il a peut-être pour
« auteur Avicenne lui-même ou quelqu'un de ses disci-
« ples. »

Si l'on s'étonne qu'une telle découverte ne se soit pas
répandue en Occident et que la pratique s'en soit perdue
sur place, les savants marocains répondent par le désordre
social profond que les luttes et révolutions dynastiques
entretinrent dans le pays pendant des siècles ; par la bar-
rière redoutée que les corsaires mettaient entre le monde
chrétien et le musulman ; enfin, par l'effort que les princes
chrétiens d'Europe faisaient pour effacer le souvenir de la
culture musulmane, empêcher l'étude de la langue et des
œuvres arabes.

On raconte qu'à la fin du xve siècle, un Flamand à
l'esprit curieux, venu en Espagne pour y étudier la langue
des Maures, dut entreprendre secrètement cette étude en
se cachant des émissaires de l'Inquisition. Il ne trouva
comme maître qu'un esclave nègre, importé autrefois de
Tunis et qui s'était fait baptiser. Pendant deux ans, il ne
put avoir avec lui que des entretiens clandestins et noc-
turnes.

Comme tous les savants des cours princières de l'Islam, les médecins des maristan étaient fastucusement traités. Les sultans les logaient en de confortables demeures et leur octroyaient, outre une rémunération régulière, de lourds sacs de dinars au gré de la reconnaissance ou du bon plaisir.

Un certain Ishac — n'est-ce point Ishac ben Soleiman, auteur d'un célèbre traité de diététique ? — médecin du sultan almohade Abd el Moumen, sut, d'après une tradition dont l'authenticité peut être mise en doute, s'attirer les bonnes grâces de ce souverain par une ingénieuse patience. L'intestin du sultan était d'une irréductible paresse. Les plus doctes élaborations de la science inspiraient au prince un insurmontable dégoût, suggéré sans doute par la méfiance dont tous les savants arabes accablaient les purgatifs drastiques de la vieille pharmacopée grecque. Ishac planta une vigne et, pendant quatre ans, l'arrosa de substances puissamment laxatives. Lorsqu'il eut contrôlé sur des esclaves l'efficacité de sa méthode, il présenta au maître une grappe dorée à souhait. Abd el Moumen en savourait les premiers grains. Au troisième, Ishac l'arrête brusquement. Le prince allait s'irriter de l'outrecuidance de son sujet : il n'en eut pas le temps et dut se retirer, convaincu de la puissance d'un aussi savoureux remède. Ishac finit ses jours dans l'abondance et la considération.

Les médecins des maristan, appointés par le sultan, n'avaient point coutume de réclamer d'honoraires. Mais il leur était loisible d'accepter des dons, souvent importants, par quoi leurs malades riches tenaient à leur marquer de la reconnaissance.

Les locaux des maristan étaient presque toujours disposés de la même façon : un patio, avec sa vasque d'eau courante pour les ablutions rituelles ; une grande salle où étaient déposés les médicaments et où s'effectuait la préparation des drogues, que le médecin confectionnait lui-même ou avec la seule aide de ses plus brillants disciples ; c'est dans le coin le plus éclairé de cette pièce qu'il déchiffrait les œuvres des maîtres, qu'il méditait, rédigeait ou dictait le fruit de ses observations personnelles ; dans une autre grande salle, se rassemblaient les étudiants pour y recevoir l'enseignement médical, assister ou prendre part aux doctes discussions de l'école. Le reste de l'immeuble se composait d'un grand nombre de très petites chambres dites bénikat, éclairées par l'ouverture de la porte et ne prenant air, lorsque cette porte était fermée, que par un minuscule imposte situé au-dessus d'elle. Ces chambres étaient, en principe, destinées à un seul malade ; mais, dès l'origine, les prévisions architecturales semblent avoir été timides, et l'on ne se souvient pas que plusieurs malades n'aient été entassés dans chaque pièce.

La cuisine était disposée dans un retrait de bâtiment et, dans un autre retrait, le bain de vapeur.

Il est probable, bien qu'aucun texte ne le spécifie nettement, que, sous le règne des fondateurs mérinides, le linge et les effets des malades étaient lavés en dehors du maristan par un service expressément organisé.

Au cours de la décadence progressive des œuvres d'assistance, les malades des maristan s'accoutumèrent à laver eux-mêmes leurs effets dans la vasque des ablutions, lorsqu'ils se sentaient trop importunés par la vermine.

Les malades recevaient comme alimentation : au réveil, une sorte de brouet de semoule ; au milieu du jour, un ragoût de viande et de légumes ; le soir, du couscous. En plus de ce régime, des musulmans riches et charitables faisaient tenir au maristan, à l'occasion de pieuses fêtes privées, des mets plus **succulents, du lait, des œufs,** de fruits en abondance, qui venaient corser l'ordinaire.

Il ne paraît pas qu'il y ait jamais eu de personnel infirmier organisé, éduqué et appointé dans les maristan. Des hommes de peine y assuraient les basses corvées. L'administration des drogues et le pansement des malades étaient l'apanage des étudiants. A la période de décadence, le recrutement de tels auxiliaires étant tari, les médecins d'abord, puis les bas empiriques qui en assurèrent les fonctions au rabais, durent avoir recours à l'aide, plus zélée qu'éclairée, de convalescents ou de malades chroniques point trop impotents, en échange du vivre, du couvert et d'intermittentes gratifications.

Les Marocains sont très attachés au cadre étroit de leur famille, à l'intimité de leur demeure. Ils considèrent, d'autre part, la maladie comme une manifestation de l'inéluctable volonté divine. Aussi, dans les classes même peu fortunées, artisans, petits boutiquiers, travailleurs de la corporation des portefaix ou des bateliers mettaient-ils peu d'empressement à se faire admettre comme malades dans les maristan.

Ils y venaient seulement — et nombreux — montrer leur mal au médecin et quémander les remèdes appropriés, qu'ils appliquaient n'importe comment une fois rentrés chez eux.

Seule, la classe absolument misérable assurait un peuplement nombreux aux maristan. Il est probable que ces gens venaient y chercher, moins la guérison de leurs maux, pour laquelle ils s'en remettaient à Dieu, que le vivre et le couvert.

Et l'on voyait la cour de l'hôpital animée à toute heure du jour par le disparate d'une foule où les lainages propres et noblement drapés, évoluaient vers le laboratoire du médecin, parmi les groupes haillonneux, accroupis sur le sol, qui attendaient avec une inlassable patience, l'attribution d'un grabat et, sans doute aussi, de remèdes.

Haillons et vêtements décents couvraient, la plupart du temps, les mêmes lésions pathologiques à grande mise en scène : effarante maigreur de misères physiologiques à leur terme, énormes ulcérations de toutes natures librement évoluées dans l'indifférence du malade et de son entourage, faces verdies, yeux caves et brillants de pyrexies exacerbées, fractures de jambe des cavaliers, vastes plaies par l'arme blanche qu'usitaient fréquemment les batailleurs dans le corps à corps.

C'était sur ces malades, dont l'état était aggravé jusqu'à l'extrême par la trop longue attente d'une salvatrice intervention divine, que devait s'exercer l'action curatrice des médecins.

En certains cas, d'ailleurs, où la maladie présentait des manifestations trop effrayantes, trop répugnantes ou trop compliquées pour les soigner à domicile, les gens aisés, appartenant aux meilleures familles de la ville, n'hésitaient pas à retenir, pour un de leurs proches, une des petites chambres du maristan.

Même pour ces hospitalisés riches, il n'était point question de rémunérer le maristan : les habous de bienfaisance en assumaient toutes les charges. Mais, outre les douceurs particulières que les familles de ces malades leur apportaient directement, elles offraient des dons au maristan, des sommes importantes au gérant local des habous, et parfois même constituaient en fondation charitable une partie de leurs biens.

Au cours des siècles de décadence, la plupart des maristan virent se tarir complètement leurs ressources. Privés de médecins, ils devinrent de simples abris pour les mendiants et les incurables.

Le maristan de Sidi Ferradj à Fès et celui de la Hara à Marrakech, moins infortunés que les autres, mais progressivement privés du personnel médical nécessaire, se transformèrent exclusivement en asiles d'aliénés, dont la guérison fut laissée à la bienveillance d'Allah. Ils fonctionnent encore comme tels et sont l'objet d'une fort intéressante étude du Dr du Mazel, médecin-chef du centre de neuro-psychiatrié de Ber Rechid.

Quant au maristan de Salé, la confiance populaire s'en était détournée à mesure que disparaissait le collège de ses savants médecins, pour se reporter sur le marabout miraculeux de Sidi ben Achir, tout proche de la ville, dans les dépendances duquel, et jusqu'à nos jours, malades, aliénés et mendiants viennent, avec résignation, attendre le soulagement de leurs maux.

Devant cette désertion, les fonds habous qui servaient à l'entretien du maristan de Salé ont été affectés à d'autres œuvres charitables et ses locaux, transformés en fondouk, concourent, par les revenus qu'ils assurent, à alimenter aussi les œuvres de charité marocaines.

L'émir Abou Inan n'avait pas fondé à Salé un maristan seulement.

Sur le plateau à l'est de la ville, il avait fait édifier, comme annexe d'une mosquée, une immense maison d'hôtes, Dar Diaf, dont un porche somptueusement travaillé subsiste encore.

Les musulmans de passage, débarquant de la mer ou arrivant de l'intérieur, y étaient nourris et logés gratuitement, s'ils étaient pauvres. L'iman de la mosquée dirigeait la prière en commun des hôtes et veillait au bon fonctionnement de la maison. Il gérait ce habous et était chargé de recevoir l'obole, souvent opulente, des voyageurs fortunés.

Prédestination des sites ! C'est sur l'emplacement de Dar Diaf que s'élèvent aujourd'hui, dans un cadre de quiétude et de confort, au milieu de la verdure et des fleurs, la maison de convalescence et le centre d'hébergement où l'inépuisable dévouement de Madame la maréchale Lyautey a su créer et entretient, l'atmosphère du doux abri familial, où les soldats de France viennent goûter le repos mérité par de rudes campagnes.

Dr Paul VALETON.